Der einarmige (vegane) Bandit

A. V. Black

Mein besonderer Dank gilt Frau Sonja für ihre tatkräftigen Unterstützung in meiner Zeit als einarmiger veganer Bandit, Herrn Ulli K. für seinen Hilfeaufruf und Fräulein Bianca für ihre kleine Hilfe sowohl in meiner Zeit als einarmiger Bandit als auch bei der Erstellung dieses Ratgebers.

Inhaltsverzeichnis

Vorwort

So schnell kann es gehen: man rutscht auf dem Laminatboden daheim aus, versucht sich zu fangen, und zack liegt man da, während einem bereits ein stechender Schmerz durch den Arm zieht. Das ist ja auch schliesslich ein natürlicher und instinktiver Abfangmechanismus die Arme im Fall einen Sturzes schützend auszustrecken, damit man möglichst nicht auf dem Kopf landet oder sich anderweitige schwere Verletzungen zuzieht. Oder Sie sind draußen auf dem Fussweg ins Stolpern geraten, bei Eisglätte ins Rutschen gekommen, auf einem Spielzeug der Kinder oder Haustiere ins Taumeln geraten, eine starke Verbrennng an der Hand zugezogen - die Liste lässt sich beinahe unendlich weiterführen, wie man es geschafft hat sich ordentlich auf die Schnauze zu legen und sich folglich mit einem Gipsarm beglückwünschen darf. Wenn Sie besonders viel Glück haben, sind Sie Rechtshänder und es hat den rechten Arm getroffen oder eben

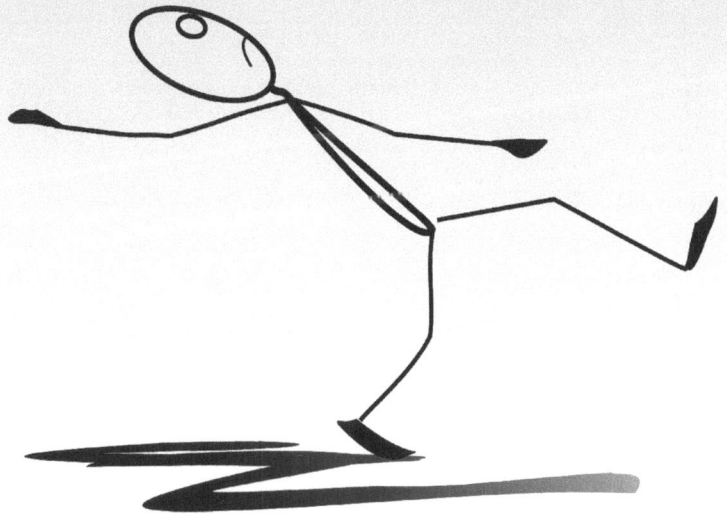

als Linkshänder den linken Arm.

Ich hoffe, Sie haben direkt nach dem Vorfall einigermassen geistesgegenwärtig gehandelt und sich zunächst den Arm bandagiert, bis Sie damit in der Notaufnahme vorstellig werden konnten.

Zunächst klingt es wie eine Lappalie, sich den Arm gebrochen zu haben. Jedoch werden Sie schnell bemerken, was es für Auswirkungen auf Ihren Alltag hat. Sie werden kaum in der Lage sein sich etwas einhändig zu essen zu machen, geschweige denn abzuwaschen, Wäsche aufzuhängen, das Bett zu beziehen und vielleicht haben Sie auch Haustiere, mit deren Versorgung Sie nun Probleme haben, da Sie so sehr schwierig Futterdosen aufmachen können und deren Inhalt in den Napf zu befördern. Ich habe vier Katzen und es probiert, als ich gerade meinen Gips bekommen hatte. Der Inhalt der Futterdosen landete überall, doch kaum dort, wo er eigentlich hin sollte: in den Napf. Stattdessen verteilte ich fröhlich hilfslos alles auf einen Umkreis von einem guten halben Meter.

Dazu sind Sie möglicherweise alleinstehend und wohnen alleine, haben keinen großen Freunds- oder Familienkreis in Ihrer Nähe, wobei selbst die vermutlich nicht die Zeit haben Ihnen jeden Tag unter die Arme zu greifen, wenn Sie den einen oder anderen in Ihrer Umgebung haben. Sie sind vielleicht auch Veganer oder haben mehrere Nahrungsmittelallergien oder Unverträglichkeiten? Dann macht das Ganze noch viel weniger Spaß, denn wie es für den Ottonormalverbraucher einfach wäre einfach sich mittels Tiefkühlpizzen oder anderer möglicherweise wenig schmackhafter Fertiggerichte durchzufüttern, ist das für so jemanden keine Option. Abgesehen davon sind Fertiggerichte auf Dauer verhältnismäßig teuer.

"Warum muss mir das gerade passieren?" werden Sie sich vermutlich fragen. Nun, wie heißt es so schön? 'Gottes Wege sind unergründlich,' beziehungsweise hat alles in im Leben seinen Sinn und Zweck. Möglicherweise wollte Sie das Universum genau in dem Augenblick aus Gründen, die Sie mit viel Glück irgendwann erahnen zur einer Pause zwingen. Was Sie jedoch zweifelsohne in dieser Zeit lernen werden ist, dass es nicht selbstverständlich ist zwei Arme, zwei Hände, zwei Beine, zwei Füße usw. zu haben, die man zusätzlich ohne Einschränkungen bewegen und nutzen kann. Sie werden es ganz neu zu schätzen lernen wie großartig es ist, über gesunde Gliedmaßen zu verfügen.

Nach meinen eigenen Erfahrungen als 'einarmiger veganer Bandit' habe ich beschlossen eine Art kleinen Survivalguide zu schreiben, damit Sie sich im Fall der Fälle wappnen können und die Zeit mit dem hinderlichen Gipsarm, sowie die erste Zeit danach, am Besten überstehen, gerade wenn man auch finanziell nicht so gut dasteht, um notfalls aus eigener Tasche Hilfe bezahlen zu können.

Kapitel I

Möglichkeiten für Unterstützung zu Hause

Kümmern wir uns erstmal um das Wichtigste, denn mit diesem Punkt werden Sie sich zwangsweise am Meisten rumärgern, denn es müssen Anträge geschrieben und eingereicht werden, was alles seine drei Takte dauert, bis Sie Antwort erhalten, wenn Sie keine runden tausend Euro auf der hohen Kante haben, mit denen Sie sich zunächst selbst eine Hilfe für den Haushalt und alles Weitere finanzieren können. Am Besten ist es, sich vorab telefonisch vorzuarbeiten und sich alle möglichen Anträge zuschicken zu lassen. Was Sie an Anträgen persönlich ausgefüllt einreichen können, tun Sie am Besten auch.

Schließlich sind Sie als einarmiger Bandit doch ein wenig hilflos. Einkaufen können Sie zwar kleine Mengen, bei allem anderen brauchen Sie Hilfe. Die Waschmaschine können Sie alleine stopfen, danach wird es schwierig mit einem Arm die gewaschene Wäsche aufzuhängen. Es sind, wie immer im Leben, 'die kleinen Dinge', die Ihnen jedoch leider gerade das Leben etwas schwer machen. Abwaschen, staub-saugen und wischen oder Bett beziehen und Essen zumindest vorbereiten gehören eben auch mit dazu.

Wenn Sie alleinstehend ohne Kinder sind und stattdessen es wagen Haustiere zu haben, werden Sie sich leider recht schnell vom Staat im Stich gelassen fühlen. Jedoch haben Sie echte Probleme so erst einmal alleine zu Hause zu Rande zu kommen. Es ist traurig, dass man in so einem Fall allein da steht und sich zu-

nächst gerne keiner wirklich verantwortlich fühlt oder man
sehr schnell das Gefühl bekommt, es sei scheinbar egal
was mit Ihnen ist, so dass durch wochenlange Mange-
lernährung weitere gesund-heitliche Probleme provoziert
werden würden und man in der eigenen Wohnung sowie
geliebte Haustiere und selbst droht zu verwahrlosen und
vor sich hin zu vegetieren. Es gibt jedoch Wege, die Sie
am Besten sobald es geht alle einleiten. Die Zeit mit den
ganzen Anträgen und eventuellen Rückstößen kann sehr
nervenaufreibend sein, jedoch lohnt es sich und ist immer
noch besser als hilflos alleine zu bleiben und gezwungen
zu werden sich nur von Fast Food zu ernähren und in
dreckigen Klamotten rumlaufen zu müssen.

Haushaltshilfe durch die Krankenkasse

Bis zum 31.12.2015 galt von der gesetzlichen
Krankenkasse (zumindest von der Barmer) die Regelung, dass man nur eine Haushaltshilfe bekommt, wenn
man vorübergehend durch Krankheit verhindert ist, den
Haushalt zu schmeißen und Kinder unter 12 Jahren hat.
Andernfalls hatte man schlichtweg Pech gehabt, Haustiere sind so oder so dann nicht für das System wichtig und
selbst wenn Sie eine lange Liste an Allergien haben, sodass Sie sich selbst außer Pommes, Katoffelecken, einer
Ofenkartoffel oder Nudeln ohne alles nichts zu essen machen können, tangierte das eine Krankenkasse sehr wenig. Das Beste dabei war, dass groß und breit zumindest
bei meiner Krankenkasse auf der Homepage stand: "Sie
können vorübergehend den Haushalt durch Krankheit
nicht weiterführen? Sie bekommen eine Haushaltshilfe

von uns!". Es gab keine weiteren Hinweise unter welchen Voraussetzungen man Hilfe bekommt. Jedoch wurde ich bei meinem Anruf mit Bitte um Zusendung des Antrags eines anderen belehrt, denn sobald ich die Frage, ob ich Kinder habe, verneint habe, war das Thema gelaufen. Ohne Kinder kriegen Sie keine Hilfe.

Zum Glück gab es dann jedoch zum 1.01.2016 eine Änderung dieser Regelung, so dass auch allein-stehende ohne Kinder Anspruch auf eine Haushaltshilfe haben. Meine Krankenkasse teilte mir das damals vor-sichtshalber nicht mit, ich bekam das erst zufällig mit, als ich eine schriftliche Bestätigung von meiner Krankenkas-se brauchte für eine andere Stelle, wo ich versuchte Hilfe zu beantragen, dass und warum ich keine Haushaltshilfe über sie bekam. Man bekommt nun eine Haushaltshilfe nur von der Krankenkasse übernommen, wenn man mit der Verletzung, durch die man den Haushalt gerade nicht alleine regeln kann, sich im Krankenhaus zumindest am-bulant in der Notaufnahme hat behandeln lassen. Bei an-deren gesetzlichen Krankenkassen mag es anders oder zumindest ähnlich aussehen. Das allerdings auch nur für einen Übergangszeitraum von maximal vier Wochen, ein Attest muss vom Hausarzt entsprechend vorliegen.

Einen Gips trägt man jedoch in der Regel ungefähr 6 Wochen oder länger und es ist klar, dass ein Arm mit dazugehöriger Hand nicht sofort ohne Probleme wieder 'einsatzfähig' ist. Die Muskulatur hat sich schliesslich in der Zeit rasch abgebaut und man muss langsam wieder alles neu erlernen. Das geht eben nicht von heute auf morgen. Was ist dann also mit der restlichen Zeit? Wie sollen Sie da über die Runden kommen?

Unterstützung durch den Sozialträger

Nun, man kann beim Sozialträger Hilfe beantragen, die aber nur dafür da ist, wenn man sich nicht allein waschen oder anziehen kann. Leider wird über diese eine Hilfe auch nichts anderes mit unterstützt, wie zum Beispiel Vor- oder Zubereiten von Essen.

Unterstützung durch ambulante Dienste

Dann gibt es noch andere Dienste, die zumindest aus Menschlichkeit irgendwie schauen würden zu helfen, wie der Ambulant Psychiatrische Pflegedienst (APP) oder das Ambulant Betreute Wohnen (ABW). Der Haken dabei ist jedoch, dass man ABW erst als 'Eingliederungshilfe' bekommt, nachdem man APP verschrieben bekommen hatte und die Zeit davon aufgebraucht ist (es stehen einem 3 Monate APP pro Jahr zu). So etwas wie APP bekommt man auch erst, wenn man starke Depressionen und Suizid- oder Suchtgefährdet ist oder anders gelagerte schwerwiegende psychologische Probleme hat.
Wenn man nun depressiv zu Hause sitzt und wegen eines Gipsarms mehr oder minder dazu gezwungen ist fast vor sich hinzuvegetieren, weil man wenig machen kann als nur rumzusitzen, fern zu schauen oder aus dem Fenster zu gucken, ist das leider für die Menschen in ihrer Entscheidungsposition manchmal nicht Grund genug. Auch selbst wenn man da sitzt und das einfache Grundbedürfnis der Nahrungszubereitung aufgrund von zahlreichen Allergien etc. nicht erfüllt werden kann, fühlt sich in der Regel erschreckenderweise keiner zuständig.

Ein Versuch ist es jedoch dennoch wert diese Stellen anzusteuern und es ist nur allzu verständlich, dass unter solchen Umständen auch das seelische Befinden in Mitleidenschaft gezogen wird.

Haushaltshilfe durch das JobCenter

Eine andere Lücke gibt es jedoch über das Job-Center: Das Bundesverfassungsgericht (BVerfG) hat mit Urteil vom 09.02.2010 (1 BvL 1, 3, 4/09) u. a. entschieden, dass im Rahmen der Grundsicherung für Arbeitsuchende nach dem SGB II neben den durchschnittlichen Bedarfen, die mit der Regelleistung abgedeckt sind, auch unabweisbare, laufende, nicht nur einmalige besondere Bedarfe, die in atypischen Lebenslagen anfallen, zu decken sind. Gegenüber dem o. g. vorrangigen Leistungsträger haben Sie daher unter Umständen Anspruch auf Leistungsgewährung aufgrund eines unabweisbaren, laufenden, nicht nur einmaligen Bedarfes (hauswirtschaftliche Hilfen) gemäß § 21 Abs. 6 SGB II. Bitte wenden Sie sich daher an diesen vorrangig zuständigen Leistungsträger. Ihrem Antrag sollte ein Attest vom Hausarzt bei liegen, für wie lange Sie Unterstützung im Haushalt benötigen. Bestenfalls haben Sie sich Kostenvoranschläge von Pflegediensten, die auch Hauswirtschaft machen, eingeholt. Wenn Sie Glück haben, fragt das Jobcenter da nicht konkreter und es ist ausreichend von einem Pflegedienst zu wissen wieviel die für Ihren Einsatz bei Ihnen berechnen würden pro Stunde, sodass Sie es selbst hochrechnen können wieviel Geld Sie für diesen besonderen Bedarf benötigen.

Sollte Ihr Antrag abgelehnt werden, können Sie beim Jobcenter dagegen Widerspruch einlegen. Gerne wird Ihnen das Jobcenter, sobald Sie einen Antrag dafür haben wollen oder nach dem Bearbeitungsstand fragen, zunächst sagen, dass diese Unterstützung nur jenen gewährt wird, die entweder Kinder haben oder im Rollstuhl sitzen. Vermutlich wird Ihnen geraten da auf keine Unterstützung zu hoffen, da es keine Erfolgsaussichten gebe. Jedoch gibt es die. Ich kann Ihnen nur raten mit diesem Antrag persönlich zu Ihrem Jobcenter zu gehen und darauf zu beharren nicht ohne eine schriftliche Entscheidung am selbigen Tage dort wieder hinaus zu gehen. Bearbeitungszeiten von Anträgen dauern in der Regel sehr lange und bis Sie eine Entscheidung zu Ihrem Antrag bekommen, werden Sie vermutlich keine Hilfe mehr brauchen, da der Gips schon seit Wochen entfernt ist. Sie brauchen JETZT Unterstützung und nicht erst in einem Monat. Verlangen Sie auch direkt mit einem Teamleiter zu sprechen, wozu Sie das Recht haben. Tragen Sie genau vor, warum Sie die Hilfe benötigen und warum Sie sich nicht eventuell einfach wochenlang von Pommes oder Nudeln mit Tomatensauce ernähren können. Von daher ist eine genaue Auflistung von Allergien und Unverträglichkeiten sehr sinnvoll, gegebenenfalls auch eine genaue Aufschlüsselung in welchen Nahrungsmitteln was enthalten ist. Beispielsweise: Laktoseintolerant - Tiefkühlpizza fällt als Nahrung weg durch den Käse als Belag, allergisch gegen Zwiebeln - in fast allen fertigen Aufstrichen sind Zwiebeln enthalten und Sie sind darauf angewiesen selbst welchen zuzubereiten, Weizenintolerant - Weizen ist in den meisten Nahrungsmitteln enthalten und Sie sind darauf angewiesen Brot selbst zu backen, was auch von jemandem geschnitten werden muss. Lassen Sie sich nicht abfertigen und bleiben Sie stur, bis Sie dort gleich vor Ort eine Entscheidung mit einem Budget in der Hand haben.

Freiwilligenzentren oder Alltagshilfen

Was können Sie noch tun, um Hilfe zu Hause zu bekommen? Es wäre eine Möglichkeit ein Freiwilligenzentrum aufzusuchen, vielleicht haben Sie Glück und die haben gerade wen, der Ihnen unter die Arme greifen kann. In vielen Städten werden auch sogenannte Alltagshilfen über die Gemeinden angeboten, die zwar in der Regel vorwiegend alten Leuten helfen, mal eine Glühbirne in der Deckenlampe zu wechseln oder den Einkauf für diese erledigen, wenn sie nicht mehr gut zu Fuss sind, aber auch für den Fall eines Gipsarmes Ansprechpartner sein können. Auch diese Stellen anzulaufen, ist ein Versuch wert, am Besten auch während Sie bereits Anträge gestellt haben und auf eine Benachrichtigung warten.

Soziale Netzwerke

Das Beste kommt zum Schluss: nutzen Sie soziale Netzwerke! Selbst wenn Sie selbst keinen großen oder gar keinen regionalen Bekannten- und Freundeskreis in Ihren Sozialen Netzwerken haben, vielleicht kennt wer anders wen, der wen kennt? Irgendjemand kennt immer wen und wer weiß, vielleicht entwickelt sich so eine durch misslichen Umständen entstandene Bekanntschaft in eine wunderbare Freundschaft. Wenn Sie Haustiere haben, fragen Sie in entsprechenden Hunde- oder Katzengruppen der sozialen Netzwerke oder auch Foren, ob wer in der Nähe ist, der Ihnen vielleicht für die Zeit ein wenig nicht nur mit den geliebten Haustieren helfen kann. Es ist auch ein Versuch wert in regionalen 'Free your stuff'-Gruppen der sozialen Netzwerke um Hilfe zu bitten, dort finden sich oft Menschen, die einfach helfen. Auch wenn Sie es nicht ahnen, es gibt auch noch nette Menschen in dieser Welt, die gerne anderen helfen.

Denn auch selbst wenn Sie eine Haushaltshilfe bekommen, kommen die in der Regel nicht jeden Tag und vor allem nicht am Wochenende bei Ihnen vorbei, was es eventuell für Sie schwierig macht die Zeit zu überbrücken. Ich kann mir vorstellen, dass es schwierig ist einarmig mit einem Hund Gassi zu gehen, genau wie es schwierig ist mit dem Arm, der eben nicht der Hauptarm ist, Katzenklos sauber zu machen.

Kapitel II

Kleine Tipps für das Dasein als einarmiger Bandit

Auf einiges kam ich erst in der Zeit, als ich selbst ein einarmiger Bandit war und einfach nur versuchte mir selbst zu helfen. Das betrifft Dinge wie zu versuchen sich was zu Essen zu machen, was man wie an Kleidung tragen kann oder auch wie man die geliebten Haustiere am Besten versorgen kann und wie man am Besten mit dem Gipsarm umgehen kann allein beim Duschen oder dem Alltag.

Wie der Gipsarm liegt, so bettet er sich

Schnell werden Sie merken, dass, wenn Sie keine Schlinge tragen oder kein Kissen haben, worauf Sie den Arm ablegen können, Sie tatsächlich schmerzhaften Muskelkater bekommen.

1. Ein Kissen: Legen Sie den Gipsarm in möglichst jeder ruhenden Position auf ein bequemes Kissen, was zugleich den Arm etwas erhöht und Sie keinen Muskel zu sehr für die Haltung anstrengen müssen. Auch wenn Sie schlafen gehen, empfiehlt es sich den Arm auf so ein Kissen stützend für die Nacht zu legen. Wie genau Sie den Arm auf ein Kissen legen, müssen Sie selbst für sich ausprobieren, was für Sie angenehm und bequem ist.

2. Eine Schlinge: Gerade für diesen spontan auftauchenden Muskelkater, da man automatisch gerade in den ersten Wochen den Arm hoch hält oder zumindest angewinkelt hält und das auch tun sollte um Schwellungen zu mindern, lohnt sich eine Schlinge. Die kann man sich ganz einfach mit einem Halstuch oder Schal machen, jedoch brauchen Sie Hilfe dabei einerseits die richtige Position dafür zu finden und andererseits an der richtigen Stelle einen Knoten zu machen. Tragen Sie die Schlinge auch unbedingt, wenn Sie ausser Haus gehen, selbst wenn Sie nur eine Kleinigkeit einkaufen wollen. Sie ahnen gar nicht wie unfreundlich und unumsichtig manche Menschen sein können, wenn es nicht offensichtlich genug ist, dass Sie einen Gipsarm haben. Es dauert nun mal an der Kasse, bis Sie die Geldbörse mit einer Hand heraus gekramt haben und bis Sie Ihren kleinen Einkauf in einer Tasche untergebracht haben. Anstatt, dass andere Kunden hinter Ihnen an der Kasse anfangen ungeduldig zu werden und möglicherweise unnötige Kommentare ablassen, wird vermutlich eher der ein oder andere einfach zugreifen und Ihnen helfen, wenn nicht sogar die nette Kassiererin selbst.

    3. Zweckentfremdung Müllbeutel: Zum Duschen sollten Sie den Gips in Folie oder Plastik wickeln, was ganz gut mit kleineren 25-30l Müllbeuteln geht. Damit die ganze Geschichte auch da bleibt, wo sie soll und Ihnen kein Wasser in den Gips reinläuft ist wieder etwas Erfindungsgeist gefragt: entweder schaffen Sie es mit Hilfe eines Gummiringes den Beutel so am Arm zu befestigen, das nichts reinläuft oder Sie nehmen ganz einfaches Tape (wie z.B. Malerkrepp), womit Sie den Müllbeutel gut und wasserdicht befestigen. Malerkrepp ist am einfachsten, da Sie es auch allein besser wieder entfernen können, ohne dass Sie jedesmal den Müllbeutel zerreißen (was natürlich trotzdem passieren kann). Auch ziept es nicht so doll sich Malerkrepp von der Haut zu entfernen, da Sie teilweise den Müllbeutel auf der Haut damit befestigen müssen, so dass es wasserdicht bleibt und nicht spontan unter der Dusche alles verrutscht.

Kleidung

Sie werden merken, dass Sie einiges erst einmal nicht tragen können, da Ihr Gipsarm schlicht nicht durch alle Ärmel passt. Daher werden Sie sich über weite Oberteile mit weiten Ärmeln in dieser Zeit zwangsweise am Meisten freuen. Das ein oder andere enge Bündchen muss dann erst einmal daran glauben, damit Sie den Arm ganz durchstecken können. Lassen Sie es so abschneiden, dass man es nach der überstandenen Zeit wieder annähen kann. Da aber solche weiten Ärmel gerne hochrutschen, wenn Sie versuchen eine Jacke anzuziehen, empfehle ich in den Ärmel auf der Seite des Gipsarms ein Loch zu schneiden, wo der Daumen durch passt und so dieser Ärmel nicht spontan unter der Jacke bei der Achselhöhle ankommt und dort unbequem stecken bleibt. Apropos Jacken: auch da brauchen Sie welche, deren Ärmel weit genug für Ihren Gipsarm sind. Ich hoffe, Sie haben so einen guten Jackenfundus wie ich, wo sich so etwas noch finden lässt, andernfalls werden Sie nicht darum kommen sich eine neue zulegen zu müssen, in die Sie reinkommen.

Enge Oberteile sind in dieser Zeit als einarmiger Bandit nicht sehr empfehlenswert. Sie kommen vielleicht rein, haben aber Probleme diese Oberteile wieder auszuziehen. Auch Blusen oder Hemden sind ein Problem mit ihren vielen kleinen Knöpfen, die man einhändig irgendwie schließen soll. Wenn Sie die Geduld haben das fleißig zu probieren und zu üben, wünsche ich Ihnen viel Spaß und Erfolg!

Ähnlich sieht es mit Hosen und Jeans aus. Am Besten sind einfache Hosen, die locker sitzen und einfach auf- und zuzumachen sind. Was zu eng sitzt, kann zu einem Problem über Tag allein beim Toilettengang sein. Es bringt Ihnen wenig, wenn Sie es nur geschafft haben im Liegen eine enge Hose zuzumachen, diese aber später nicht mehr zu kriegen und mit offener Hose rumlaufen müssen, die droht jeden Moment sich langsam abzuseilen.

Das Anziehen morgens in der ersten Zeit kann ein wenig mehr Zeit beanspruchen, allein etwas zu finden, wo man einfach rein und raus kommt, kann etwas dauern. Möglicherweise sehen Sie am Anfang auch etwas aus wie ein Storch im Salat, wenn Sie versuchen sich eine Hose oder auch nur Strümpfe anzuziehen. Es ist misslich, aber behalten Sie Ihren Humor soweit es geht und lachen Sie auch ruhig ein wenig über sich selbst, wenn Sie sich selbst im Spiegel bei diesen Anziehversuchen beobachten.

Körperpflege

Sie werden es zu schätzen wissen, wenn Sie Duschgel und Shampoo und Seife aus einem Spender entnehmen können. Ein Stück Seife verabschiedet sich gerne mit einem ungeübten Handgriff in die andere Ecke des Badezimmers. Duschgel und Shampoo können Sie auch versuchen irgendwie so aus der Flasche zu kriegen

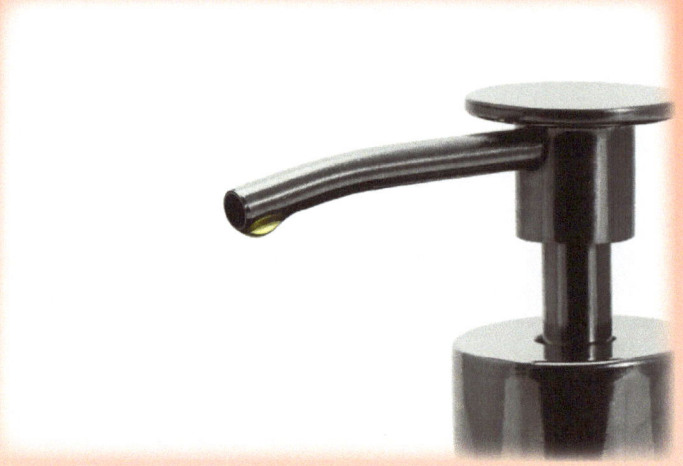

und zu verteilen, was jedoch eine eher abenteuerliche Angelegenheit wird. Ein Duschschwamm oder ein Luffaschwamm eignet sich in diesem Fall auch besonders gut.

Wenn Sie lange Haare haben, werden Sie kaum umhin kommen Hilfe zum bürsten oder kämmen zu schätzen. Es wird jedoch ein wenig einfacher, wenn Sie gerade gewaschene Haare mit einer Sprühkur behandeln können, dass Sie da etwas einfacher durchkommen. Föhnen wird abenteuerlich, wenn jemand da ist, der das für Sie machen kann, nehmen Sie es an. Lange Haare wirbeln gerne in der heißen Luft umher und verfangen sich im hinteren Teil des Föhns, was auch noch schmerzhaft ist. Andernfalls wird jegliches Styling genauso abenteuerlich, so dass man es für die Zeit als einarmiger Bandit auch einfach lassen kann, es sei denn, es ist wer da, der auch damit etwas zur Hand gehen kann.
Für etwas weiteres alltägliches wie Nägel schneiden, werden Sie ebenfalls Hilfe benötigen.

Essen

Das mit der Essenzubereitung ist als einarmiger Bandit zunächst die größte Herausforderung. Es gibt aber manches, was Sie einarmig gerade noch so machen können und was Sie vorbereiten können, damit Ihnen der Alltag, wenn mal keiner vorbei kommen kann, etwas leichter fällt:

1. *Scharfe Messer, gute Scheren:* Besonders werden Sie es schätzen scharfe Messer, sowie eine gute Haushaltsschere, zu Hause zu haben. Steakmesser eignen sich hervorragend, um so manche Verpackungsfolie von Aufschnitt aufzuschneiden. Manche Teebeutel sind heutzutage gerne in einzelne Folienverpackungen eingeschweisst, dabei lohnt sich wieder eine gute Haushaltsschere, die sich auch mit der anderen Hand leicht bedienen lässt. Richtig gut geschärfte Messer werden Ihnen das Leben auch nach dem Gips erleichtern, denn wenn die so scharf sind, dass Sie ein Messer mehr nur leicht in der Hand halten müssen und es den Rest quasi von alleine macht, können Sie auch manches einhändig oder später als Trainingsprogramm, um die lädierte Hand wieder auf Bewegung einzustimmen, einfacher schneiden, wie zum Beispiel Gurken und Kartoffeln oder auch

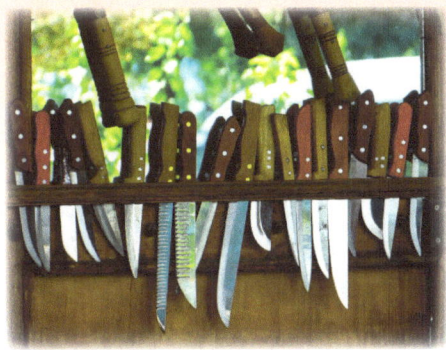

Brokkoli und Blumenkohl.

2. *Streuer und Sprühflaschen:* Gewürze wie auch Salz und Pfeffer sind Ihnen nun weniger hilfreich in Mühlen, da Sie dafür idealerweise zwei Hände benötigen. Von daher ist es ratsam nur Streuer zu verwenden und gegebenenfalls alles, was nicht in Streuern ist, sich von jemandem entsprechend umfüllen lassen. Für Speise-

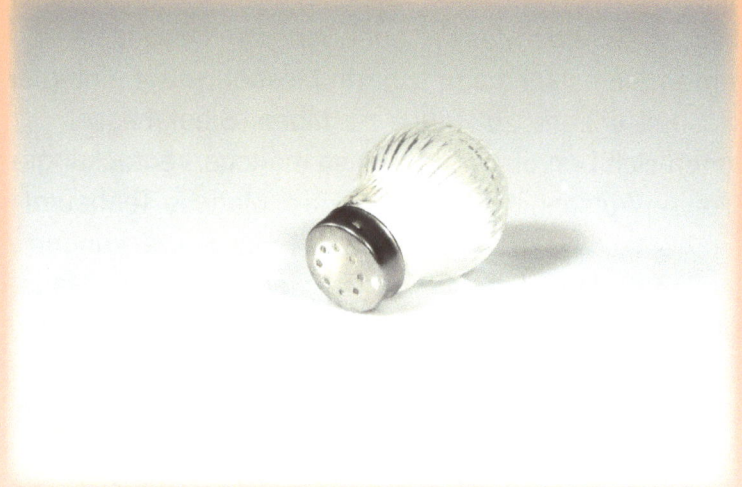

öle oder auch Essig gibt es Sprühflaschen oder andere kleine Flaschen, mit denen Sie Essig und Öl einhändig besser portionieren können, von daher ist es ratsam sich auch so etwas entsprechend von jemandem umfüllen zu lassen, bevor Sie sich Ihr Essen, was Sie versuchen mit einer Hand zubereiten, versauen.

3. *Geschnittenes Brot:* Brot kaufen Sie am Besten nur geschnittenes, andernfalls müssen Sie mit einer Hilfe welches selbst backen und sich in Scheiben schneiden lassen. Es sei denn, Sie haben eine Fläche mit viel Platz drumherum, wo nichts kaputt gehen kann, und sind ein wenig mit Samuraischwertern geübt. Frische oder aufgebackene Brötchen können Sie sich erst einmal abschmin-

ken zu genießen, es sei denn, Sie holen welche, die Sie sich von jemandem aufschneiden lassen können. Größere Brötchen aus der Selbstbedienung in Supermärkten oder Discountern kann man jedoch auch in einen Brotschneideautomaten legen. Das werden dann zwar meh-

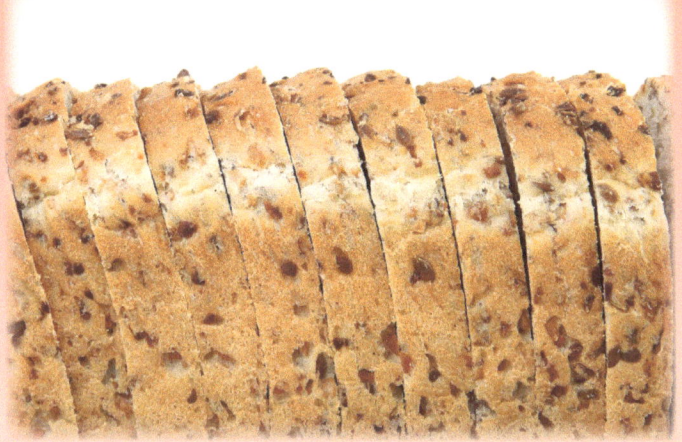

rere kleine Scheiben anstatt zwei Hälften, aber es ist eine Möglichkeit. Wenn man beim Bäcker direkt kauft, einfach bitten Brot in Scheiben zu schneiden oder auch Brötchen aufschneiden zu lassen. Sobald Sie Ihren Gipsarm zeigen, wird man Ihnen das in der Regel gerne machen.

    4. Aufs Brot: Als Aufstrich eignet sich in den nächsten Wochen zunächst nur weicher, der keine feste Konsistenz hat, so dass es sich leicht auf einer Scheibe Brot verteilen lässt und es nicht in einem Massaker endet, wobei das Brot für nen Aufstrich zu weich ist. Es gibt einige wenige Aufstriche in Gläsern, die Sie sich von jemandem öffnen lassen müssten. Entweder lassen Sie das durch eine Hilfe machen oder Sie fragen einfach nett an der Kasse, ob man Ihnen etwas bereits aufmachen kann, da Sie das eben gerade nicht so gut können. Auch hierbei den Gipsarm demonstrativ zeigen. Andernfalls

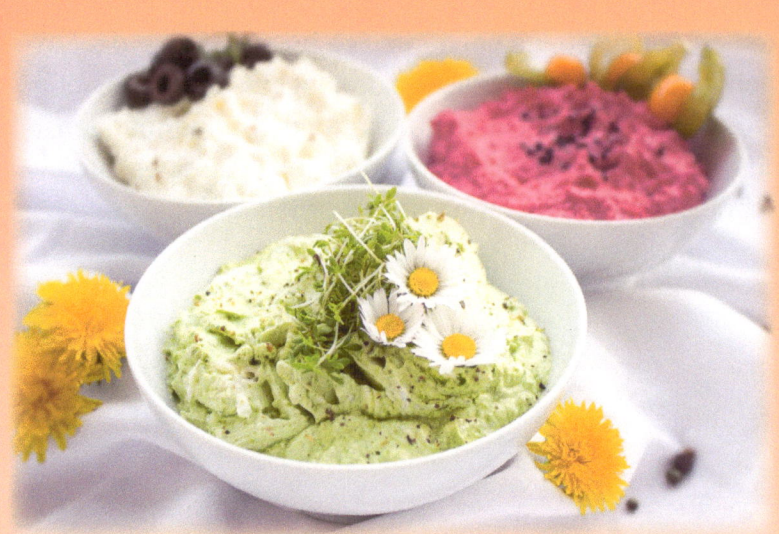

sind gute Alternativen für diesen Zeitraum Humusvariationen aus der Kühltheke. Bald werden Sie die aber auch nicht mehr sehen können, daher empfiehlt es sich, von jemandem eine Avocado als Aufstrich pürieren zu lassen. Oder, gerade wenn Sie auch Veganer sind, holen Sie sich einen grossen Pott ungesüssten Sojajoghurt. Den Pott können Sie gerade noch alleine auf bekommen. Dann nehmen Sie sich eine Schale und stellen ein feinmaschiges Sieb darauf. Das legen Sie mit ein oder zwei Blättern Küchenrolle aus. Da hinein schütten Sie soweit es geht den gesamten Inhalt des Joghurts und lassen das einen Tag lang im Kühlschrank abtropfen. Als Ergebnis bekommen Sie eine Creme, etwas wie Frischkäse oder Quark, die Sie versuchen können nach Geschmack zu würzen. Oder Sie lassen sich das von einer Hilfe anrühren, denn diese Creme vom Küchentuch in einen Behälter zu befördern, kann etwas abenteuerlich sein. Zumindest können Sie den ersten Schritt einigermaßen vorbereitend bewältigen.

5. Dosen öffnen: Manche Dosen, die etwas höher

sind und einen guten Umfang haben, dazu über einen Ringpull verfügen, können Sie üben alleine zu öffnen. Damit Sie jedoch einfach an den Inhalt kommen, muss dieser möglichst flüssig oder in viel Flüssigkeit sein. Dazu gehört zum Beispiel Kichererbsen, Kidneybohnen, Kokosmilch, Mais oder auch Artischockenherzen in 400g Dosen. Die Dose dann so fest es geht zwischen Ellbogen des Gipsarms und die Rippen klemmen, damit Sie mit der gesunden Hand die Dose aufmachen können.

6. *Reis und Nudeln:* Für eine Portion Reis zum Essen würde ich Ihnen empfehlen Reis in Standbeuteln für die Mikrowelle zunächst nur zu besorgen. Da gibt es unter anderem auch puren Basmatireis ohne alles, so dass Sie eine Beilage haben oder irgendwie zusammen damit und durch eine Hilfe vorbereitetes Gemüse eine Gemüsepfanne zaubern können. Den Standbeutel können Sie mit einer guten Haushaltsschere aufschneiden, nachdem Sie den ein wenig haben abkühlen lassen. Diese Standbeutel werden ganz schön heiß! Nudeln sind weniger ein großes Problem mal zuzubereiten, da man auch die Packungen aufschneiden kann und sich spiralförmige leicht in einen Topf kippen kann. Am Ende können Sie sie, wenn sie gar sind, mit einem Schaumlöffel aus dem Topf holen. Erfordert etwas Übung, aber es geht mit der Zeit.

7. *Etwas in Wasser kochen:* Ein Topf voll mit Wasser wird etwas schwer mit einer Hand von der Spüle zum Herd zu tragen. Deshalb ist es einfacher den Topf schon auf den Herd zu stellen und mit einem anderen Behälter dann Wasser nach und nach rein kippen (z.B. mit Hilfe eines Wasserkochers).

8. *Gemüse schneiden:* Das Meiste können Sie ohne Hilfe nicht mit einer Hand schneiden. Es wird

schon bereits daran scheitern Kartoffeln oder Karotten zu schälen. Von daher ist es vorteilhaft sich alles Mögliche von einer Hilfe vorbereiten zu lassen, indem Sie es schneiden lassen und abgedeckt oder in Tupperboxen im Kühlschrank lagern, bis Sie es verarbeiten. Weniges können Sie selbst machen, aber weniges ist besser als gar nichts. Zum Beispiel können Sie ein wenig Brokkoli schneiden. Lagern Sie das Gewicht Ihres Gipsarms mit dem Ellenbogen auf den Strunk. Dann brauchen Sie ein scharfes Messer, mit dem Sie vorsichtig die Röschen abschneiden können. Das braucht etwas Übung und ist nicht leicht, aber üben Sie sich darin und probieren Sie aus.

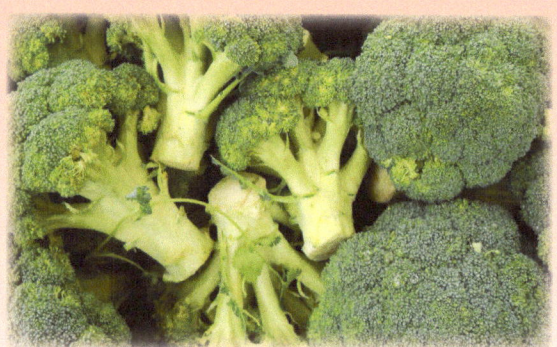

9. *Zweckentfremdung Eierschneider:* Bereits geschälte und gekochte Kartoffeln lassen sich wunderbar mit einem Eierschneider in Scheiben schneiden oder je nach Ausführung Ihres Eierschneiders auch einhändig einfach vierteln. Es geht auch mit ungeschälten Kartoffeln, jedoch wird unweigerlich die Kartoffelschale in dem Schneider hängen bleiben, so dass es besonders beim Versuch Scheiben zu schneiden eher ein teilweise geschnittener Kartoffelmatsch wird.

Schauen Sie auch mal in Billigläden vorbei oder

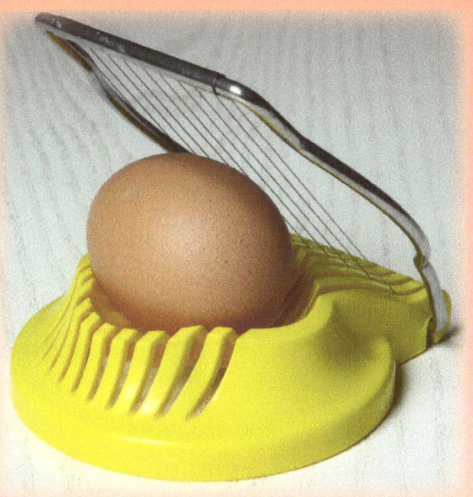

vermehrt in Abteilungen für Haushaltsutensilien. So etwas wie ein Avocadoschneider oder Bananenschneider kann Ihnen mit einer Hand einiges einfacher machen. Halten Sie einfach die Augen auf und schauen Sie, was man auch notfalls zweckentfremden könnte für die Zeit. Manches gibt es nicht extra nur in Sanitätshäusern für Menschen mit Einschränkungen. Wenn Sie etwas finden, was Sie brauchen können, ist es einerlei wo Sie es kaufen, selbst wenn Sie normalerweise bestimmte Läden oder besonders Billigläden nicht aufsuchen.

Versorgung von Vierbeinern

Wenn Sie Vierbeiner im Haushalt zu versorgen haben, wie Katzen oder Hunde, die schließlich auch etwas futtern wollen: es gibt eine Futtermarke, die das Futter in Tetrapaks verpackt. Dieses ist erhältlich in Tiernahrungsläden oder den bekannten Onlineshops. Nicht alle Haustiere stehen darauf, aber es ist für den Übergang etwas, was man probieren kann, damit die auch was zu essen haben. Die Packungen kann man oben aufschneiden und das Futter dann herausquetschen. Auch ist Futter geeignet, wo die Dosen etwas höher sind (mind 140g Dosen) und dessen Inhalt quasi fein geschnittenes Fleisch oder Fisch in eigener Brühe ist, was nach dem Öffnen sich mit etwas Schwung einigermassen gut in einen Napf befördern lässt. Sie können versuchen grosse 400g Dosen wie eben bei Tipps zur Nahrungszubereitung in Punkt 5 beschrieben zu öffnen, jedoch wird es schwierig den Inhalt in den Napf zu befördern, gerade wenn es eher eine feste Fleischmasse in der Dose ist. Meiner Erfahrung nach landet das überall verteilt und nur teilweise im Napf. Auch sind natürlich Portionsbeutel von Vorteil, die man auch einhändig aufschneiden kann und das Futter dann heraus quetschen kann. Jene Futtersorten, gerade wenn Sie nur hochwertig füttern, sind in den Portionen jedoch nicht sehr erschwinglich, was sich schnell bemerkbar macht, wenn man mehr als nur einen Vierbeiner hat. Jedoch ist es empfehlenswert sich im Angebot ein paar solcher Sorten zuzulegen, damit Sie, wenn keiner zur Hilfe vorbeikommen kann, Ihre kleinen Schätze nicht auch leer ausgehen und hungern müssen.

Zum Reinigen von Katzentoiletten werden Sie definitiv Hilfe benötigen. Wenn Sie langsam mit Ihrer anderen Hand etwas Koordination erlangt haben, ist es dennoch schwer das Streu umzuschaufeln und durchzusieben, auch das Nachfüllen wird allein eine grosse Herausforderung. Hierbei empfiehlt es sich auch Katzenstreu online zu bestellen und es sich nach Hause liefern zu lassen, falls Sie das nicht bereits tun. Selbst 5 oder

6l Katzenstreu können schnell sehr schwer sein für den anderen Arm.

Falls plötzlich ein Besuch beim Tierarzt nötig ist, wäre es gut, wenn Ihr Tierarzt einen Hausbesuch machen kann. Andernfalls brauchen Sie auch in diesem Punkt Hilfe, möglicherweise bereits beim Einfangen.

Kapitel III

Was Sie in der Zeit als einarmiger Bandit NICHT brauchen

Es gibt einiges in der Zeit, was Sie einfach nicht brauchen. Dazu gehört vor allem ein unfähiger Arzt, bei dem Sie Zwischenkontrollen durchführen können, der sich fahrlässig über die in der Notaufnahme gestellte Diagnose und den Behandlungsplan hinweg setzt.

Unter Ärzten gibt es einen Spruch: 'Wer nichts wird, wird Orthopäde.' Es mag sein, dass Sie Glück haben einen guten Orthopäden zu finden, der weder plötzlich meint Sie hätten nichts gebrochen, noch meint, Sie brauchen auch gar keinen Gips. Ratsam ist daher in jedem Fall die Praxis eines Chirurgen oder auch eines speziellen Unfallchirurgen aufzusuchen, der höchstens nur einen Zusatz in der Orthopädie hat.

Neben einem Arzt, der seinen Abschluss vermutlich im Lotto gewonnen hat, brauchen Sie auch gewisse Kommentare von manchen Menschen nicht, die Sie um Hilfe bitten müssen. Zu den Top 3 gehören definitiv:

- *'Ich hab aber keine Lust, dass du ständig alle 2 Stunden oder noch öfter anrufst, weil du was brauchst.'*

- *'Kannst du nach zwei Wochen mit Gips nicht mal langsam Gläser und Schalen mit einer Hand abwaschen?'*

- *'Mach nicht so ein Drama daraus, das kann ja schließlich mal passieren, dass man sich was bricht.'*

Solche Kommentare kommen meist von Menschen, die noch nie zuvor in einer solchen Situation gesteckt haben oder wenn es ähnliche Situationen gab,

diese Menschen eben nicht ganz alleine durch Partner-
schaft usw. da standen, so dass es nicht notwendig war
sich zu sorgen wie man allein irgendwie über die Runden
kommen soll. Wenn Ihnen nun aber ein Glas herunter
fällt, während keiner da ist, wie wollen Sie mit einem Arm
die Scherben zusammen fegen und entsorgen? Vieles ist
einem anfangs auch noch gar nicht bewusst, was alles
auf einen zukommt. Möglicherweise denkt man auch erst,
dass man doch ganz viel eben nur mit einer Hand hin bekommt, in der Praxis sieht es jedoch anders aus. Versuchen Sie mal mit einer Hand Gläser und Schalen auszu-
waschen. Während Sie versuchen mit einem Schwamm
innen zu säubern, rotiert das zu säubernde Geschirrteil
fleissig um die eigene Achse. Solche Kommentare gibt es
oft von überehrgeizigen Menschen, die meinen, es muss
einfach alles irgendwie gehen und man muss eben zuse-
hen ohne Hilfe klar zu kommen. Es kann aber auch von
Menschen kommen, die seinerzeit umgeschult worden
sind, statt die linke Hand die rechte Hand zu verwenden
und daher weniger Hindernisse im Alltag verspüren mö-
gen eben nur die andere Hand zur Verfügung zu haben.

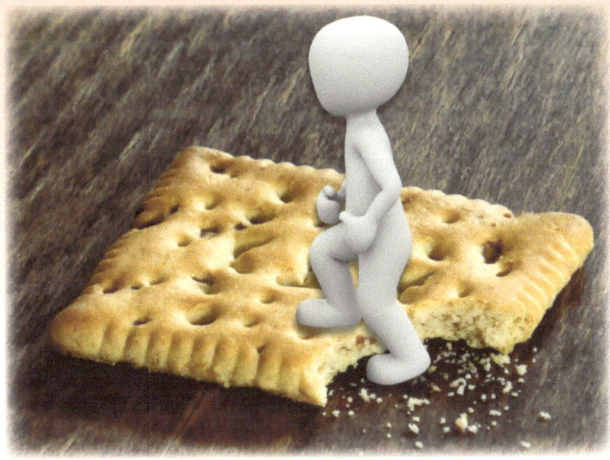

Ein Drama machen Sie mit Sicherheit auch nicht aus der sogenannten 'Lappalie'. Natürlich kann es vorkommen, dass man sich etwas bricht. Nur wenn man eben wirklich komplett damit alleine da steht und sehr stark im Alltag allein auch nur mit Ernährung eingeschränkt ist, ist es eben alles andere als ein Drama.

Abgesehen davon, dass Sie solcherlei und ähnliche Kommentare einfach nicht brauchen, da Sie davon eher zusätzlich zur unglücklichen Allgemeinsituation herunter gezogen werden, brauchen Sie auch langfristig jene Menschen, von denen diese Kommentare einfach nicht kommen. Wenn Sie keinen anderen haben in der Zeit als solche, die nur mit so eher wenig konstruktiven Sätzen um sich schmeißen können, während die sich gerade so 'ausnahmsweise' bequemen etwas bei Ihnen unter die Arme zu greifen, hilft nur eines: Ohren auf Durchzug, Augen zu und durch. Es sind gerade solche Situationen im Leben, die einem verdeutlichen, inwieweit welche Beziehungen und Kontakte beiderseitig bereichernd sind und wer wirklich für Sie da ist, wenn mal Holland in Not ist. Auf lange Sicht kann man sich ruhigen Gewissens von solchen Menschen trennen.

Kapitel IV

Hurra, der Gips ist ab, ich werde wieder zum zweiarmigen (Bandit)

Dann endlich kommt der Tag, an dem der Gips entfernt wird. Lange wurde der herbei gesehnt. Doch ist das zunächst sehr ungewohnt und der ehemalige Gipsarm mag gerne nochmal ordentlich weh tun. Auch haben Sie zunächst keinen Halt mit der Hand mehr, da sich die Muskeln unheimlich schnell abbauen. Ein kleines bisschen Schwerkraft genügt, um die Hand hinunter zu ziehen und da tut es auch schon wieder weh. Vermutlich wissen Sie auch erstmal nicht, wie Sie den Arm halten oder legen sollen.

Auch wenn Ihr Arzt eventuell meint, Sie brauchen für die Anfangszeit ohne Gips weder Schiene noch Bandage, tragen Sie dennoch ruhig etwas. Hören Sie dabei auf Ihren Körper und tragen Sie auch ruhig noch eine Weile eine Schiene oder Bandage bei Tätigkeiten, die Sie so noch gar nicht wieder mit der Hand gewohnt sind. Das kann beispielsweise bereits damit anfangen eine Schiene beim Tippen zu tragen, wobei Sie zunächst nur versuchen die lädierte Hand langsam wieder daran heran zu führen, was sie eigentlich machen soll. Auch hierbei werden Sie wieder scharfe Messer zu schätzen wissen, wenn Sie diese langsam in der ehemals lädierten Hand halten können und das Messer so scharf ist, dass es den Schneidevorgang mit sehr geringer Bewegung von Ihrer Hand alleine macht.

Es ist ratsam sich Krankengymnastik für den ehemaligen Gipsarm verschreiben zu lassen. Versuchen

Sie jedoch trotzdem bei allem, was geht, zu versuchen die Hand zu verwenden. Es dauert seine Zeit, bis sich die Muskeln wieder regenieren, seien Sie also entsprechend geduldig mit sich selbst. Das ist auch von Mensch zu Mensch unterschiedlich - der eine hat schneller wieder eine voll einsatzfähige Hand, beim anderen braucht es drei Takte länger. Allerdings wäre es sehr vermessen zu erwarten, dass sobald der Gips ab ist, alles wieder so funktioniert als wäre nichts geschehen.

Aus diesem Grund sollten Sie sich entsprechend länger eine Unterstützung für daheim sichern. Gleichzeitig können Sie langsam mit Unterstützung wieder kleine Tätigkeiten üben lernen, bevor Sie plötzlich alleine da stehen und merken, es geht doch noch nicht so wie gewünscht.

Probieren Sie mit einem Softball oder Stressball langsam die Muskulatur Ihrer Hand zu trainieren. Auch eignen sich tatsächlich Haarspangen, insbesondere Haarkrebse, um die Bewegung der Finger zu trainieren. Erwärmen Sie sich ein Kirschkernkissen und üben Sie mit der Wärme zusammen Handbewegungen, auch sowas wie eine Faust oder kleine Faust zu machen.

Wenn Sie Haustiere haben, streicheln Sie sie öfters besonders mit der 'Reha-Hand'. Zunächst merken Sie mit Sicherheit, wie sich Fell auf der Seite ganz anders anfühlt, doch das ist normal, wenn der Arm und die dazugehörige Hand länger aus dem Verkehr gezogen waren. Durch Streicheln und leichtes Greifen in das Fell trainieren Sie dabei gleich auch wieder Ihre Hand.

Kapitel V

Anekdoten am Rande

Es kann sehr belustigend sein, wenn Sie jemanden als Hilfe bei sich daheim haben, der aber im Gegensatz zu Ihnen keine Haustiere haben mag. Wieder einmal bewährt es sich dann ganz besonders den eigenen Humor zu bewahren.

Schnell wird unter anderem aus einem Trinkbrunnen für Vierbeiner ein Luftbefeuchter. Sobald plötzlich etwas von einem Luftbefeuchter erwähnt wurde, schaute ich mich zunächst irritiert in meiner Wohnung um, seit wann ich denn so etwas habe und wenn ja, wo?

Aus einem Bettlaken mit zwangsweise einigen Tierhaaren dran, da ich persönlich es einfach aufgegeben hatte täglich mit einer Fusselrolle über sämtliche Textilien zu gehen, wird 'ein sehr heruntergekommenes Kunstfell'. Oder es findet sich plötzlich Einhornkotze auf dem Boden.

Ich muss dabei anmerken, dass ich persönlich nicht nur ein Katzenhaushalt bin, sondern auch ein kreativer Haushalt, wo auch mal gemalt wird. Von daher kann es vorkommen, dass Farbe auf dem Boden kleckst und ich es da lasse, weil es mir einfach nichts ausmacht. Zumindest nicht, bis ich ausziehen muss. Jemand saugte bei mir das erste Mal und fand dabei einen Fleck, der von einer Glitzerlasur stammte. Da müsste ich selber ran, das sei ja Katzenkotze. Nun einmal ganz ehrlich, wenn meine Katzen in der Farbgebung kotzen würden, würde ich mir sehr große Sorgen machen, sie sofort in eine Klinik bringen, und vor allem nicht die Kotze ewig da liegen las-

sen. Ich erklärte, dieser Fleck stammts von Glitzerlasur.
Aber nein, das wäre definitiv Katzenkotze. Ich erklärte
nochmals eingehend, der sonderbare Fleck stammt nicht
von Erbrochenem der Katzen und es ist eben Farbe. Man
beließ es dabei. Die gleiche Person saugte bei mir zum
zweiten Mal und kam wieder zu diesem Fleck. Dieses
Mal wurde ich gefragt, warum ich denn Kleber auf dem
Boden habe. Ich war etwas verwundert was gemeint war,
denn da ich von kleinauf noch nie mit Kleber umgehen
konnte, habe ich gewöhnlicherweise höchstens Tesa und
dergleichen da, vielleicht auch mal Leim. Dann wurde
wieder auf den Fleck mit der Glitzerlasur gezeigt. Ich
erklärte noch einmal was es ist, denn auch wenn ich ein
kreativer Haushalt bin, mit Kleber, in Mengen vor allem,
mache ich selten etwas und besonders nicht, wenn ich
einen Gipsarm habe. Wer weiß, wo das enden würde.
Nein, es sei definitiv Kleber. Man würde das nun entfernen. Gut, meinetwegen gerne. Nach wie vor ist das
jedoch Farbe und zwar um genau zu sein, Glitzerlasur.
Ich holte sogar den entsprechenden Farbtopf damit her-
vor und zeigte sowohl darauf als auch auf die Dinge, an
denen ich damit gearbeitet habe. Man schaute verwirrt,
nahm es irgendwie hin und sagte nichts mehr. Vielleicht
kotzen meine Katzen neuerdings auch doch Glitzer und
ich mache es vielleicht einfach gar nicht weg weil es so
schön aussieht.

 Ein anderes Mal wurde ein wundersames Teil
gefunden. Man schaute es suspekt an, möglicherweise
war es doch ein mysteriöses Tor in die Zwischenwelt der
Einhornkatzen, die des nachts heimlich in meine Wohnung kommen und zur Deko Glitzer kotzen. Gerade so
konnte ich die Person davon abhalten den "Dreck" davon
mit dem Staubsauger zu entfernen, vermutlich Hinterlas-

senschaften der Einhornkatzen beim Verlassen meiner
Wohnung durch das Tor in die Zwischenwelt, der jedoch,
Leckereien zum Spielen in dem eigentlichen Intelligenz-
spielzeug waren, das aus Bechern an einem Metallstab
besteht, in denen Leckerlies drin sind. Diese Becher
kann die Katze umdrehen, so dass die Leckerlies auf
einem Fummelbrett darunter landen, wo eine Katze die
dann heraus fischen muss. Der Blick bei Entdeckung des
ominösen Gegenstandes war für die Götter.

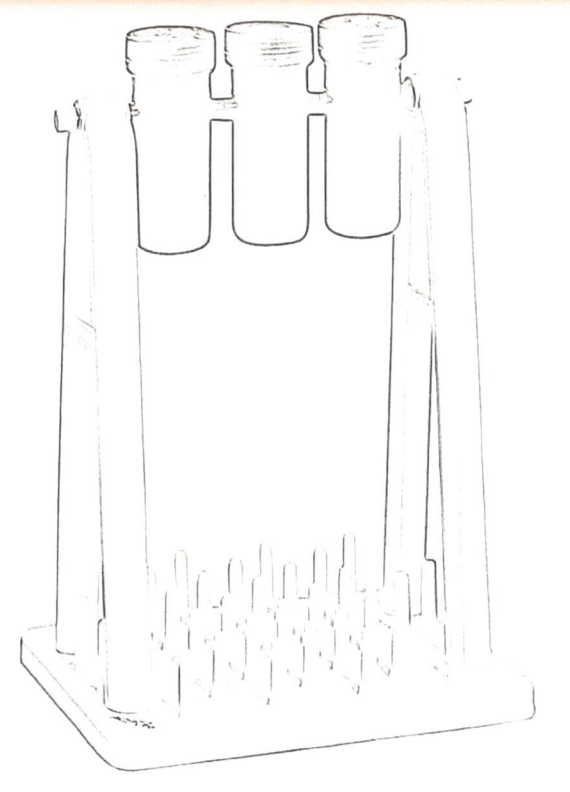

Erfahren Sie mehr über A. V. Black auf
www.amy-black.me

Folgen Sie A. V. Black auf Twitter
www.twitter.com/blackamyblack

oder auf Facebook
www.facebook.com/black.amy/

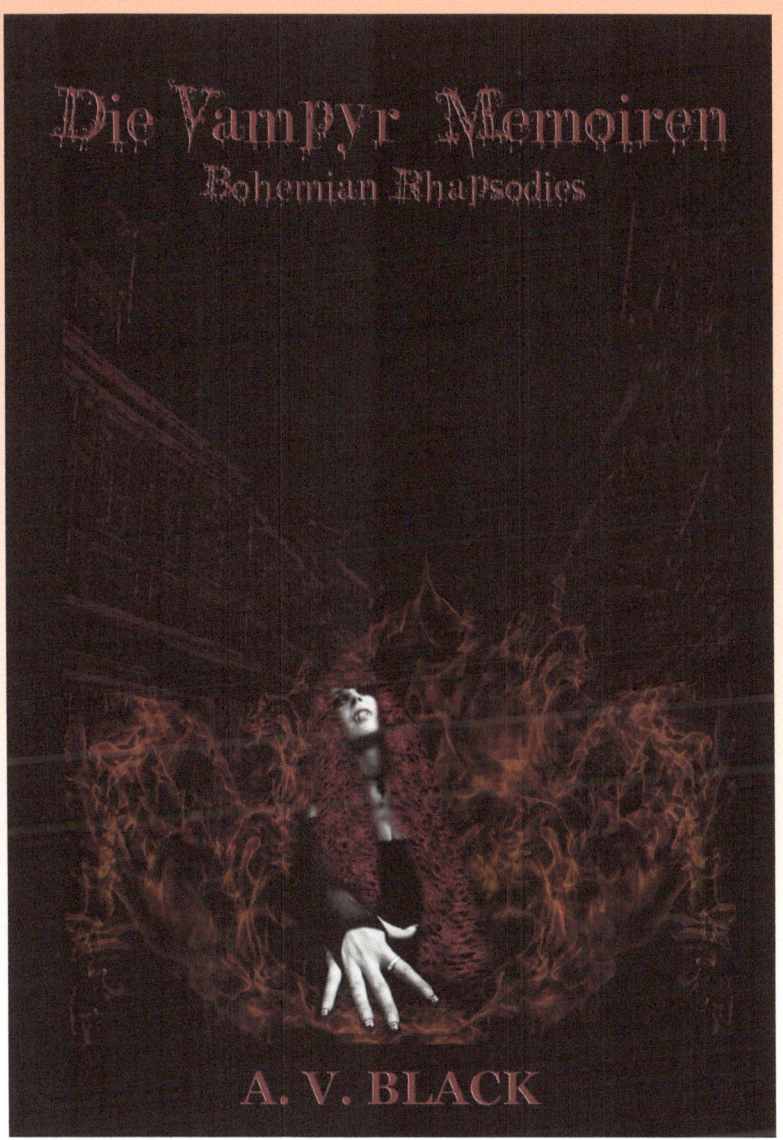

www.ingramcontent.com/pod-product-compliance
Lightning Source LLC
Chambersburg PA
CBHW050844290526
45792CB00002B/518